COSMOBIOLOGÍA NUTRICIONAL
MENOPAUSIA

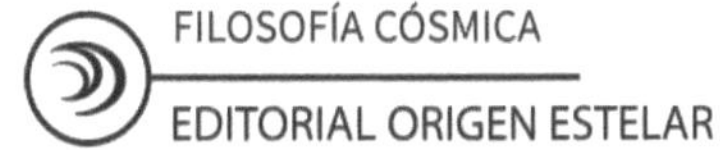

ANAEL

COSMOBIOLOGÍA NUTRICIONAL
MENOPAUSIA

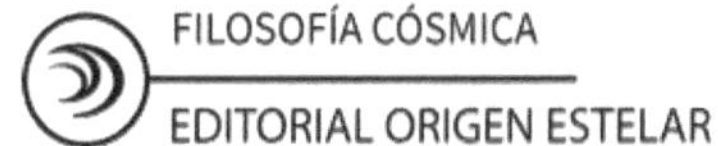

Anael
    Cosmobiología nutricional : menopausia / Anael. - 1a ed. - Ciudad
Autónoma de Buenos Aires : Origen Estelar, 2020.
    90 p. ; 21 x 14 cm.

    ISBN 978-987-47541-1-0

    1. Menopausia. 2. Nutrición. I. Título.
    CDD 613.2

© ORIGEN ESTELAR
COSMOBIOLOGÍA NUTRICIONAL, MENOPAUSIA

ISBN: 978-987-47541-1-0

Queda hecho el depósito que marca la ley 11.723
© 2020 by Editorial Origen Estelar S.R.L, Buenos Aires
www.origenestelar.com – infoorigenestelar@gmail.com
Reservados todos los derechos. Salvo excepción prevista por la
ley, no se permite la reproducción total o parcial de esta obra,
ni su incorporación a un sistema informático, ni su transmisión
en cualquier forma o por cualquier medio (electrónico, mecá-
nico, fotocopia, grabación u otros) sin autorización previa y por
escrito de los titulares del copyright. La infracción de dichos derechos conlleva sanciones legales y puede constituir un delito
contra la propiedad intelectual.

Para aquellos que creen en el mundo invisible, en una realidad que a veces no se puede explicar, pero que está más viva que la materia que vemos. Tengo la certeza de que es el momento de creer en nuestros potenciales de auto sanación y comprensión de la entidad perfecta que somos, tanto a nivel biológico como cósmico.

Este es un libro dedicado a las mujeres que decidimos creer en nosotras, que estamos convencidas que todos nuestros ciclos son sagrados.

Se lo dedico a todas las mujeres que, en otras épocas, fueron discriminadas, enjuiciadas y apartadas de la sociedad por el hecho de vivir esta etapa de vida tan interesante como es la menopausia.

ÍNDICE

PRÓLOGO

No estamos tan lejos, pero tampoco tan cerca de completarnos como especie o mejor dicho como raza cósmica que somos.

La divulgación que profesan Anael y Elder (escritoras y fundadoras de Origen Estelar) nos lleva hacia los escenarios fuera de los límites a los que estamos acostumbrados como sociedad y nos enmarca en un contexto absolutamente diferente, como es el cosmos (orden) dentro de nuestra biología humana. Por ello, la Cosmobiología es un pilar primordial en este libro que tienes en tus manos, entendiéndola como el estudio e integración del orden cósmico en el templo físico que habitamos. Se trata de una herramienta esencial que nos integra como una raza del cosmos y que nos lleva a pensar que nuestro cuerpo biológico representa esa gran magnitud a la que llamamos universo.

En este manuscrito, se aborda una temática inusual para la autora, como es la combinación entre la nutrición consciente y la cosmobiología que somos. De ahí que este libro sea el primero de una serie de compendios al que, la autora, le ha dado el nombre de *Cosmobiología nutricional*. Desde esta filosofía se abordarán distintas temáticas esenciales para el ser humano estando este libro dedicado a *la menopausia*.

Anael nos desvela a través de sus libros *La Raza 33, un puente sagrado, Desencarnación* y *Descubre tu origen estelar*, no solamente el origen cósmico de quienes somos, sino el enorme potencial de sabiduría y perfección que alberga nuestra biología.

Esta vez, la autora, da un paso más y de forma profunda y natural comienza a bajar a este plano algunos aspectos de esta relación íntima que tenemos con las constelaciones, abordándolo a través de la Menopausia.

Los lectores van a encontrar algo a lo que ya los tiene acostumbrados la escritora, como es la derogación de creencias ya obsoletas y la apertura a una nueva manera de pensar, intuir e interpretar.

Si bien la Menopausia es un tema tratado comúnmente como una patología médica, Anael nos muestra que es una oportunidad increíble para desterrar memorias del pensamiento o de las emociones, para transformarlas o desecharlas, e incluso para comenzar un nuevo ciclo desde la sabiduría y la complenitud del Ser.

Nos remite, también, a un marco histórico muy interesante donde el lector podrá ver el entramado que se fue construyendo para el desprestigio de esta etapa fundamental en la mujer.

Además, se aborda la nutrición y forma de vida necesarias para dar un giro a estas falsas acepciones de la menopausia y su tránsito.

La autora nos explica que es fundamental conocer bien en esta etapa determinados órganos, que están coligados a determinadas constelaciones, códigos y vértebras de la columna; ya que tienen su propia sabiduría milenaria o como dicen en medicina china sus "almas vegetativas"

Este libro que tienes en tus manos podrá transformarte si comprendes desde lo más profundo de tu Ser la perfección que hay en ti.

Sin más, les aclaramos que este es un libro de muy fácil lectura, por ello será en los diversos repasos cuando comenzaran a escudriñar los secretos que hay en cada línea.

PREÁMBULO

Nuestro cuerpo biológico se está transformando constantemente, habitamos un mecanismo perfecto, consecuencia de una reacción de fusión termonuclear que se formó inició en una estrella, por lo tanto, estamos hechos de la misma materia que ella. Somos átomos en perpetuo movimiento, recibiendo y liberando energía continuamente. Aunque pareciera algo de ciencia ficción en realidad es un hecho y en verdad sentir que somos un sol en vez de un conjunto de músculos, huesos y tejidos, es una liberación para hoy y para nuestro mañana.

Sentir que estamos hechos de la misma materia que el cosmos y que, somos una entidad cosmobiológica pensante y sagrada será lo que transforme nuestras vidas y la manera de coexistir con el futuro inmediato.

Este es un momento en el que la raza humana comienza a ser más consciente de verse a sí misma[1] como un todo, o como dice la medicina naturista y milenaria hemos de sentir que nuestro microcosmos está enlazado al macrocosmos y viceversa también. Por todo ello, podemos pensar que las sintomatologías no son más que señales que hay que trabajar, profundizar y abrazar. Donde antes se veían enfermedades ahora se ven oportunidades de transformación y cambio; después finalmente a todo este proceso consciente lo llamaremos sanación, o mejor dicho auto sanación.

Hay un auge en el cuidado personal, sobre todo con la alimentación consciente, la cual está teniendo un claro protagonismo en las vidas cotidianas. Por ejemplo, el claro despertar en aquellos individuos que se dan cuenta de la inconsciencia de llevar una nutrición sin saber qué se está ingiriendo o de qué están hechos los productos que nos llevamos a la boca. Como dice la periodista y divulgadora Soledad Barruti "comemos cosas que no necesitamos"

---

[1] Les recomiendo que se introduzcan en nuestra filosofía cósmica a través del libro La Raza 33, un puente sagrado, ed. Kier, autora Anael

Pero en realidad, ¿sabemos qué comemos? ¿leemos las etiquetas?

El autoengaño y poner la confianza en lo de afuera en vez de en lo de adentro, nos ha llevado a perder la salud, siendo la nuestra una generación que probablemente será menos longeva que nuestros abuelos.

Pero ya estamos poniendo cartas sobre el asunto y somos muchos los que estamos emprendiendo una vida abriendo bien todos nuestros sentidos. Por ejemplo, podemos observar que son cada vez más numerosos los emprendimientos de huertas agroecológicas donde se contemplan todos los procesos naturales de los ecosistemas, además, se los incorpora en ese maravilloso y único universo donde la naturaleza se encarga de ofrecernos la mayor energía de todos sus integrantes. De esta manera se aleja por completo de la agricultura convencional llena de agroquímicos, pesticidas, antibióticos y demás. Pero no solamente se está transformando el universo vegetal, sino que también en el vacuno se está abriendo una veta, aún delgada pero que avanza poco a poco, donde la carne de pastoreo, las aves libres o los huevos de gallinas "felices" son una alternativa más saludable para aquellos que consumen proteína de esta forma.

Somos conscientes que aún falta mucho, para que la comunidad humana se dé cuenta que hay que alimentarse de forma natural y que aun así nos faltan complementos, minerales, vitaminas y más consumo de semillas y cereales. Pero el movimiento existe y como toda corriente desembocará en un mar de concientización.

El ser humano es una raza en vías de crecimiento y cada vez que como humanidad nos vayamos integrando en la expresión universal y planetaria, nuestras necesidades se van a ir transformando, convirtiéndonos en humanos más completos, saludables y conscientes.

Todo este abanico de posibilidades naturistas los empecé a implementar en mí de la mano de Pablo de la Iglesia, especialista en dietética y nutrición, naturópata y herbodietética. Es escritor de más de una decena de libros y está completamente dedicado a abrir las mentes y el corazón de aquellos que le leen y le escuchan. También empecé a incorporar la sabiduría que me aporta el estudiar medicina tradicional china, así como la experiencia de mis últimos veinte años trabajando de forma consciente mi despertar como ser cósmico junto con Elder Lavergne. Ambas fundamos Origen Estelar para poder ofrendar la sabiduría del cosmos y contar nuestros recuerdos, estudios e investigaciones sobre quien es el ser humano en verdad y sobre nuestra divinidad como conciencias.

La alimentación más consciente llegó a mí, o yo a ella, en un momento importante de mi vida, exactamente con 46 años. En aquel entonces llevaba 2 años conectando con un ciclo diferente de mi vida. Algo moría y algo renacía. Sentía en lo más profundo revoluciones internas, sombras que creía haber superado y que se presentaban de nuevo ante mí como recordatorio de algo que quizás no había soltado del todo. Mis emociones estaban también revueltas, con ligeros cambios de humor que de extremo a extremo mostraban sus caras. Sudores y calores nocturnos. Hasta que un día comprendí que la menopausia había llamado a mi puerta.

Con ella como aliada, comencé a profundizar en sus enseñanzas y sus virtudes. Nunca fui una persona que me dejara llevar por las opiniones de otros, siempre las he escuchado, pero jamás las hice propias; y este sentir fue el que me dio margen para poder pensar por mí misma y elaborar mi tesis acerca de los procesos por los que pasamos a lo largo de nuestra vida y muy especialmente durante la menopausia.

Me hice muchas preguntas: ¿realmente es necesaria la medicación o se puede experimentar este proceso desde una mirada más integral, más natural e incluso cósmica? Todo ello y de forma inevitable me fue llevando hacia la investigación, la observación y la capacidad de discernimiento; pero sobre todo a tener ganas, muchas ganas de comprender en verdad qué había detrás de este proceso que se ha catalogado durante tantos siglos de manera tan indeseable. Por ello, decidí investigar las reacciones de mi cuerpo biológico, las emociones y los pensamientos, sin recurrir a ningún tipo de fármaco.

Este libro es el resultado de mi experiencia, por ello les puedo decir que estoy absolutamente segura que la menopausia es un camino maravilloso para transformar muchos aspectos de nuestra vida y que muchos de ellos los habíamos guardado en el baúl de los recuerdos por mucho tiempo.

Así pues, les quiero compartir estas páginas de reflexión, aprendizaje y servicio, teniendo en cuenta que no soy médica, sino una persona que cuenta su experiencia personal, a través de la conexión con el mundo sutil, de la investigación en diversas filosofías del mundo y como no, de la integración de la alimentación saludable.

CAPÍTULO 1
LA MENOPAUSIA
UN CICLO DE VIDA

*"En la vida no hay cosas que temer, sólo
hay cosas que comprender"*

Marie Curie

La palabra menopausia deriva del griego antiguo *men* (mes), que significa mensualmente y *pausis* (cese, pausa). Llega a nuestras vidas cuando finalizamos la etapa de reproducción, llamado climaterio y después de 12 meses sin menstruar es cuando alcanza la coronación produciéndose la menopausia. No es una enfermedad.

Es un ciclo muy importante para las mujeres y que ha tenido a lo largo de la historia también su propia transformación.

Las mujeres comenzamos a perder progresivamente la función ovárica y a tener por tanto una baja producción de hormonas femeninas (estrógenos y progesterona). Suele aparecer entre los 40 y 55 años, pero cada persona es única y sagrada y vivirá este proceso en el momento adecuado cuando esté preparada. Siempre y cuando llegue de forma natural y no producida por factores etiológicos internos, como puede ser la disfunción de algún órgano u operaciones quirúrgicas donde al ser extirpados los ovarios la menopausia es inducida.

La mala alimentación es otro agente muy importante, sufriendo como consecuencia la retirada de la menstruación. Éste, es un hecho muy preocupante hoy en día. Aclaro que se puede tener cualquier tipo de alimentación, pero siempre con conocimiento. Los extremos desmesurados (de cualquier índole) siempre terminan siendo procesos dolorosos.

El cuerpo femenino tiene varias metamorfosis a lo largo de su desarrollo:

El primero y más contundente es la menstruación, un ciclo que se inicia a una edad temprana, entre los 11 y 16 años y cuya función principal es la de preparar al cuerpo biológico para la posibilidad de albergar una nueva vida.

El segundo evento importante es el propio embarazo, la naturaleza del organismo femenino se transformará por tanto para contener y sustentar una nueva entidad biológica. En esta faceta se transmite una de las sustancias fundamentales más importantes para el desarrollo del futuro humano o como lo llaman en la medicina china, el *Jing Qi*, o energía prenatal, que transfiere la herencia genética de los padres. Esta energía será tan relevante que determinará una parte de nuestra calidad de vida; la otra parte, dependerá solo de nosotros, de nuestros cuidados (la alimentación, pero también nuestras emociones y nuestros pensamientos). En definitiva, depende de la calidad que le demos a nuestra vida.

El tercer ciclo, igual de importante y sagrado que los anteriores, es la menopausia. La inteligencia innata del cuerpo biológico nos da el aviso de que ha finalizado la etapa de concebir una vida nueva en él. Hoy en día este evento mágico se está adelantando substancialmente ya que la mujer está siendo cada vez más consciente de su entidad energética y, por ende, al desprenderse de los arquetipos sociales, se libera, dando paso a una etapa absolutamente nueva. Por ello, a nivel biológico ya no es tan necesaria la prolongación de la menstruación, acotando su perdurabilidad en el tiempo.

El arquetipo primario de la mujer ha jugado un papel fundamental en el desarrollo de su aspecto biológico, en la antigüedad asumió el de procrear constantemente, esto hizo que sus cuerpos fueran más voluminosos, con menopausias más longevas y complicadas. Pero hoy en día los nuevos paradigmas y el entendimiento de ser una entidad energética – de ser Conciencia y no arquetipo social – está modificando de forma significativa el aspecto primordial de la genética en el ser humano.

La Menopausia, por tanto, se puede hacer presente, hoy en día, mucho antes, como también asevera Anthony William[2] en su libro Médico Médium.

---

[2] El autor describe que la menopausia no es más que el producto de un virus llamado *Epstein-Barr* que se ha ido incubando a lo largo de la vida y que finalmente se manifiesta a la edad de la menopausia en mujeres y hombres. Este virus lo adquirimos a través de los pesticidas y asegura que las empresas farmacológicas aprovecharon muy bien este "fallo" para trasladarlo a los problemas hormonales.

CAPÍTULO 2
MEMORIA HISTÓRICA

*[...] Abraham y Sara eran ancianos, entra-
dos en años; y a Sara le había cesado ya
la costumbre de las mujeres. Y Sara se rió
para sus adentros, diciendo: ¿Tendré pla-
cer después de haber envejecido, siendo
también viejo mi señor? [...]*

Génesis 18:11: 11 y 12

Demos ahora un interesante paseo
por la historia, para abrir los ojos y percibir

el contexto de nuestra historia como mujeres en diversos ámbitos sociales y culturales.

Antiguamente la humanidad era muy poco longeva, por lo que la mayoría no llegaban a los 40 años. Esto era provocado por enfermedades, pestes y numerosas guerras que eran las protagonistas de aquellas épocas.

En Egipto el papiro Ebers, datado hacia el 1.400 antes de Cristo, durante la dinastía XVIII, hace referencia a la menopausia y a la sensación de calor corporal o sofocos. Otros papiros describen a las mujeres menopaúsicas como señoras "blancas" en contraposición de las que menstruaban, consideradas como mujeres "rojas".

En el libro del Génesis se hace referencia a la pérdida de la "impureza mensual" donde Abraham comenta acerca de la nula capacidad reproductiva de Sara. El Génesis narra cómo reciben la visita de 3 ángeles que les prometen la posibilidad de recuperar la fertilidad perdida.

Se han encontrado tratados médicos del siglo II después de Cristo, donde el médico helenístico Galeno (nacido en Pérgamo) trataba la menopausia como una enfermedad. Galeno provocaba el sangrado (flebotomías) a través de una operación quirúrgica, para que ninguna mujer fuera vista como enferma.

A partir del siglo XIV la mujer en menopausia pasó a ser considerada la imagen de lo marchito y la decrepitud. La influencia de las pestes, los períodos de sequía y las guerras, favorecieron el desarrollo del concepto, relacionándolo con lo maléfico.

En 1730 se publica el primer diccionario de medicina de Londres, en el cual ya se hace referencia a la edad crítica de las mujeres. En España no es hasta el año 1780 que la Real Academia de la Lengua define el término climaterio como "año supersticiosamente tenido como aciago". A mediados del siglo XVIII las publicaciones científicas solo se referían a la menopausia por las hemorragias e irregularidades menstruales que ocurrían.

Poco después, ya durante el período de la Revolución Francesa, las mujeres que entraban en este nuevo ciclo tenían una posición desfavorable a nivel social. Por ejemplo, la indemnización por la muerte de una mujer embarazada podía llegar a ser mayor o igual que la de un soldado, pero si ésta era posmenopáusica, la suma disminuía considerablemente.

En ese entonces, para contrarrestar los efectos de la menstruación trataban de aumentar la ingesta de frutas, prescribían baños en leche de burra o el consumo de cerveza, ya que ésta contiene estrógenos (hormona femenina).

A comienzos del siglo XIX el enfoque comienza a cambiar y a profundizar, destacando los otros síntomas que acompañan a esta etapa y que no eran mencionados anteriormente, como son los cambios emocionales, pasar de la euforia a la tristeza, etc.

El término de menopausia se difunde a partir de 1816, por el médico francés Charles de Gardanne, en su publicación *"Avis aux femmes qui entrent dans l'âge critique"* (Consejos para mujeres que ingresan en la edad crítica) donde utiliza la expresión "ménespause" posteriormente rectificado a "ménopause" para describir la suspensión de la menstruación.

En 1845 otro facultativo francés, Marc Colombat de l'Isère, afirmaba: "Las mujeres, impulsadas por la fuerza del tiempo, en esta edad dejan de existir para la especie y sólo existen para ellas mismas".

Ya más cercanos a nosotros, en el siglo XX, se estudió la menopausia desde la medicina alopática proponiendo terapias de reemplazo hormonal.

Cabe mencionar que los bioquímicos Edward Adelbert Doisy (1893-1986) y Adolf Friedrich Johann Butenandt (1903-1995), produjeron los primeros métodos de obtención de los estrógenos.

Si reflexionamos acerca de esta síntesis histórica, podemos ir al origen de la construcción de las primeras memorias que perduraron en el tiempo hasta hoy en día. Aun en el presente, una parte de las mujeres viven este hecho con dolor, frustración e incluso tristeza y vergüenza. Esta memoria ancestral ha quedado como una semilla dentro de nuestro recuerdo celular, pero como dijo el filósofo e historiador Michel Foucault en 1980 "Hay una historia que permanece sin escribir, la de los espacios que es al mismo tiempo la de los poderes y los saberes". Y es esa historia que vive y permanece entre los espacios más recónditos de nuestra esencia, la que tenemos que manifestar entre todos nosotros. Es necesario, por lo tanto, actualizar lo que hoy en día vemos y sentimos, dejando atrás aquella historia escrita por otra humanidad, en tiempos donde nada se entendía desde la complenitud de nuestro enfoque actual y claramente había una desconexión con la misma existencia y su orden natural.

Por muchos siglos, a la mujer se la ha relegado a un papel secundario, incluso se la ha apartado socialmente llegada la menopausia, ya que, prevalecía sobre ella como individuo su función de procrear. Actualmente, se está viviendo esta etapa de forma muy diferente en muchas mujeres, porque estamos preparadas y en el camino de soltar infinidad de arquetipos sociales y personales.

Se ha comenzado a ver los ciclos del cuerpo biológico de una manera más integral, consciente y sana.

"Mi cuerpo, de hecho, está siempre en otra parte, está ligado a todas las otras partes del mundo, y a decir verdad está en otra parte que en el mundo. Porque es a su alrededor donde están dispuestas las cosas, es respecto a él –y respecto a él como con respecto a un soberano– que hay un arriba, un abajo, una derecha, una izquierda, un delante, un atrás, un cercano, un lejano. El cuerpo es el punto cero del mundo, allí donde los caminos y los espacios

vienen a cruzarse, el cuerpo no está en ninguna parte: en el corazón del mundo es ese pequeño núcleo utópico a partir del cual sueño, hablo, expreso, imagino, percibo las cosas en su lugar y también las niego por el poder indefinido de las utopías que imagino. Mi cuerpo es como la Ciudad del Sol, no tiene un lugar, pero de él salen e irradian todos los lugares posibles, reales o utópicos"

M. Foucault – (1926-1984)

CAPÍTULO 3
LIBERAR LAS MEMORIAS

"Lo que tiene vida no es predecible"

Kafka

Todo aquello que es predecible, es sistemático y ello implica la ausencia del movimiento libre. No tiene variables, por lo tanto, es una quietud latente. Por ello, nuestras emociones y pensamientos podrían no estar sujetos a lo predecible si nos salimos de los patrones y abordamos la búsqueda dentro de nosotros. Así es como en nuestra vida comenzamos a transformarnos, con la iniciativa, la voluntad de simplemente hacerlo. Joseph Campbell, filósofo estadounidense, diría "comencemos el viaje del héroe".

La menopausia realmente es impredecible, porque cada una de las mujeres lo vamos a vivir de forma totalmente diferente. Los síntomas pueden parecerse, pero el origen de ellos a nivel energético y el desarrollo de este, es absolutamente individual y sagrado. Por ejemplo, en el caso que nos atañe, las manifestaciones más visibles son los calores o sofocos y las emociones junto con los cambios de humor.

Estos síntomas nos indican que llegó el momento para purificar nuestra encarnación, la hora de "liberar memorias".

Pero ¿qué son las memorias? A menudo, el individuo absorbe, contiene y hace propia las experiencias que vive a lo largo de su vida. Estas experiencias, sobre todo si son conflictivas, generan ira, frustración, culpa o juicios. Todos estos sentires emocionales envuelven energéticamente a las células, impidiendo que éstas se desarrollen en armonía y también rodean de esa capa emocional en desarmonía a los órganos, vísceras, tejidos y a todo el cuerpo biológico. Este proceso que se desarrolla a lo largo de nuestra vida es absolutamente silencioso e invasivo. Por ello, hemos de estar despiertos, ejercitando la transmutación o la transformación de nuestras emociones llevándolas hacia un estado de mayor armonía y bienestar.

Las memorias energéticas si son muy densas llegan a bloquear la comunicación entre las células provocando una brecha, es decir, una herida energética que produce el debilitamiento de nuestra energía tanto interna como externa.

En la parte más externa de nuestro cuerpo existe una energía protectora, el *Wei Qi*, como se denomina en la medicina tradicional china, que habilita no solamente que la temperatura del cuerpo esté a sus 36°/ 36. 5° sino que, nuestros órganos estén en perfecto equilibrio y que ningún patógeno externo penetre en nuestro sistema biológico. Si éste se debilita por el cúmulo de memorias energéticas, por un desequilibrio nutricional, o por una vida en desorden con la naturaleza del ser humano, quedaremos sin la protección adecuada para generar inmunidad externa y en consecuencia interna.

Bien es cierto que hay que liberarse de las memorias adquiridas a lo largo de toda la vida para tener una excelente calidad de encarnación. Por lo tanto, la menopausia es una gran oportunidad para ello, es el momento clave para entrar a otra etapa de vida, más fluida, más sutil y con mejor salud.

También, sucede que las memorias que no hemos transmutado, con el tiempo se pueden acumular energéticamente creando lo que llamamos quistes o nudos energéticos que se adhieren a cualquier parte de nuestro cuerpo.

El llamado sofoco o acaloramiento es un acto que desgrana dichas memorias enquistadas, las remueve de su lugar de confort y, como el martillo de Thor, incluso las puede llegar a desintegrar. Por ello, es un buen momento para sentirlo como una liberación y no como un hecho de conflicto. Los sudores diurnos o nocturnos son el empuje que necesitamos, para que nuestras memorias más internas se alejen de lo más profundo de nuestro cuerpo (órganos, vísceras) y de lo más externo (tejidos, músculos, dientes, encías, cabello, uñas) expulsándolas hacia afuera.

En un acto de purificación, este movimiento interno/externo nos permite ir liberándonos de todas ellas.

Siendo consciente de esta información, cada vez que sentía los calores imaginaba como todas mis memorias se desvanecían. A veces aparecían cuando menos las esperaba, por ejemplo, mientras impartía una conferencia o durante un seminario. Ello nunca me importó, pues comprendía que era el momento de liberar, de no reprimir, de soltar. Incluso cuando no entendía qué acto fue el que originó la memoria, ésta se estaba transformando y así dejé de luchar y comencé a aceptar el proceso de forma natural.

En ese momento, en el que la memoria sale de lo profundo de nuestro templo biológico, los recuerdos o sensaciones vuelven, aparentemente. Nos podemos auto engañar pensando que todo lo anterior regresa a nuestras vidas, es decir, que algunos sentires del pasado retornan a nuestro encuentro, ya que podemos percibir lo mismo que en aquellas épocas donde se formó la memoria. Nada más lejos de la realidad.

Lo que en verdad está ocurriendo es que las memorias están siendo expulsadas o transformadas y en su recorrido por salir del organismo pasan por diversos estadios: el físico, el emocional y el mental; hasta llegar a las capas más exteriores, como es el aura, la malla[3] energética y finalmente hasta salir fuera de ella.

Los calores nocturnos, los podemos observar como si se trataran de un baño de vapor o una sauna; nada mejor para ello que una excelente ducha consciente, donde tomamos presencia de la luz líquida que expresa el agua, aprovechando que es el mayor conductor natural del que disponemos y que magnifica por 100 nuestros pensamientos o emociones. Es el momento de tener reflexiones constructivas, positivas y mucha calma, para que la luz de cada molécula del agua penetre en nuestro cuerpo oxigenando y aliviando los enquistamientos energéticos que hemos ido acumulando a lo largo del día o de los años.

También, aprovecharemos para comer fruta fresca y de la estación, beber abundante agua ionizada (se explica en profundidad más adelante), jugos naturales hechos en casa, siempre desde el amor y la serenidad. También, es fundamental, darle a nuestro cuerpo oxígeno a través del movimiento, como caminar o hacer algún tipo de deporte o ejercicios ya sea Chi Kung o Qi gong, pileta, tenis, etc.

---

[3] La Raza 33, un puente sagrado, ed. Kier, autora Anael

¿QUÉ PODEMOS HACER PARA QUE NUESTRAS MEMORIAS DEL DOLOR O DEL CONFLICTO SE VAYAN DISIPANDO?

La meditación es una de las soluciones, pero meditar no solamente es buscar un lugar adecuado y poner música que nos relaje o dejarnos llevar por una meditación guiada de internet; meditar es conectar con nuestra esencia, es sentir nuestra energía, percibirla, tener un momento de pausa para sentir que existimos.

Conectar con nuestro momento presente, con quienes somos ahora, es fundamental. Una amiga cercana que es psiquiatra me dice siempre que, las enfermedades mentales actuales están basadas en que el paciente vive en el pasado o en el futuro, pero nunca en el presente y esto empieza a suponer una gran desestabilidad intelectual, espiritual, de percepción, etc. Ciertamente la humanidad se va alejando cada día más de lo único que verdaderamente existe: el Ahora.

Poder hacer una respiración consciente, estar presente en lo que emite nuestro cuerpo, nuestros pensamientos y lo más importante, hacernos caso, escuchar nuestra voz interior, son los pasos a seguir. Hacernos preguntas es un acto que muchas veces dejamos de lado porque "no tenemos tiempo". En cambio, tiempo es justo lo que realmente necesitamos para auto sanarnos, para tener una vida de calidad, de plenitud y de prosperidad. Basta de excusas. Sabemos perfectamente que ha llegado el momento de cuidarnos, mimarnos y embellecernos. Y para ello, nada mejor que organizarnos y tener mucho amor por nuestra vida, que será el factor que nos impulse hacia la liberación. Saber desde donde vivir o como vivir.

Las preguntas son el gran tesoro que tiene la humanidad para seguir avanzando hacia su propio descubrimiento.

Si Arnaud Desjardins (escritor y realizador francés) no se hubiera hecho la pregunta: ¿Cómo puedo llegar a ser feliz? no hubiera llegado a la respuesta final *"la felicidad no es algo que se encuentra, sino que se construye"*

Los cuestionamientos no solamente están hechos para los filósofos y científicos, sino para todo aquel ser humano que quiera trascender su vida, que sienta que puede dar un paso más, pero sobre todo para aquel que quiera transformarse y auto sanarse. Profundicemos un poco más en el mundo del interrogante; merece la pena saber que nos puede despertar y auto sanar.

El fascinante universo de la pregunta está compuesto por dos símbolos de interrogación (¿?) donde uno de ellos (el primero) permite la apertura a una nueva probabilidad construida por ideas, y el otro (al final) la cierra, pero con la posibilidad de un nuevo renacer.

Las preguntas son una fuente regeneradora y revitalizadora que te invitan, por sí mismas, a ir hacia el encuentro de la respuesta, en vez de fomentar la búsqueda. Es decir, "el encuentro" es energía concreta y que materializa; donde el experimentador no pierde el tiempo, sino que lo crea. En cambio "la búsqueda" puede quedar en algo meramente intelectual sintiendo que las horas se hacen eternas y, muchas veces, el buscador se enrosca en sí mismo, perdiendo la noción de lo que en primera instancia le impulsó hacia ello.

Jamás hubiéramos imaginado que la pregunta es la que te lleva a la respuesta, o incluso podríamos pensarlo de otra manera: que la respuesta llega cuando se hace la pregunta correcta. Estamos acostumbrados a realizar preguntas banales o repetitivas, como son: ¿qué tal estas? ¿qué tiempo hace? ¿qué has comido hoy? ¿a qué hora hemos quedado? ¿me amas? ¿cuánto?

¿Buscamos llenar nuestros vacíos? ¿o es que utilizamos preguntas simples para relacionarnos menos?

En la prehistoria, la edad antigua, la edad media, la moderna y la contemporánea el ser humano ha evolucionado a través de los desafíos, pero éstos no hubieran existido sin preguntas claves. ¿De qué está hecho todo lo real? O como dijo el filósofo danés Soren Kierkegaard ¿Qué es el ser humano?

No obstante, la gran pregunta es ¿somos capaces de elaborar cuestiones que traspasen las preguntas comunes? Porque detrás de cada interrogante se encuentra sin duda un universo entero de posibilidades para nuestra propia investigación y transmutación de aquellos hechos que no comprendemos. Cuando nos formulamos la pregunta con consciencia, perspicacia y conexión cósmica, es entonces cuando sucede la verdadera magia y la respuesta viene a nuestro encuentro.

Una pregunta puede desvelarnos aspectos que están en lo más profundo de nuestro inconsciente ¿Quiénes somos realmente? ¿un producto, una consecuencia o somos un milagro cósmico saliendo del cascarón? ¿somos individuos, energía, conciencias o monos?

Con las preguntas adecuadas, podemos llegar al autoconocimiento e incluso a la sanación; nos puede reconducir hacia la plenitud e incluso permearnos de la calma y la serenidad en nuestros pensamientos y emociones. Pero los interrogantes banales, esos que llamamos "frases hechas", no nos conducen nada más que a la imitación y a las relaciones vacías. Llenamos la vida de contenidos sin alma.

Los cuestionamientos tienen un poder inconmensurable ya que a través de ellos puedes averiguar dónde están tus potencialidades, tus cualidades, pero también tus límites (o al menos los límites de hoy, porque quién sabe si mañana ya seas otra, más completa y más cósmica).

Preguntarnos estimula nuestras conexiones neuronales, por lo tanto, acrecentamos nuestra inteligencia y potenciamos nuestra autoestima.

Por ello, les voy a ofrecer un itinerario de preguntas que pueden ir respondiendo de forma súbita y sin pensarlas mucho, para que las analicen en calma.

PREGUNTAS COMO:

✓ ¿Cómo describo mi interior?

✓ ¿Tiene luz, brillo, amor, o es conflictivo?

✓ ¿Tengo la capacidad de transmutar los aspectos que menos me gustan de mí?

✓ ¿Estos aspectos son míos o los he absorbido de mi entorno?

✓ ¿Me autoengaño?

✓ ¿Muestro mi autenticidad o la disimulo?

✓ ¿Qué me ata?

✓ ¿Tengo miedo a mostrarme?

✓ ¿Me gusta controlarlo todo?

✓ ¿Tengo la paciencia como para tomarme unos minutos y desarrollar en mí un pensamiento calmado frente la adversidad?

✓ ¿Soy yo quien toma el control de la situación o es la ira, o el enojo, o el conflicto?

✓ ¿Estoy respondiendo con absoluta sinceridad este cuestionario?

✓ Los vínculos ¿me atan, me saturan o me liberan?

✓ ¿Qué partes de mi cuerpo se tensan y cuales se liberan cuando voy al trabajo, o cuando hablo con mi familia, o mi jefe? Poder observar diariamente las alertas que emite mi cuerpo o mis pensamientos o mis emociones, es dar un paso de gigantes. Ya que estaré auto descubriéndome, me estaré reconociendo y, por lo tanto, comenzando a relacionarme conmigo misma.

Para ello, es también importante hacer preguntas relacionadas con la armonía interna como, por ejemplo:

✓ ¿Qué relación tengo con mi cuerpo?

✓ ¿Me cuido?

✓ ¿Qué tipo de alimentación llevo?

✓ ¿Me siento a gusto con mi alimentación? ¿la puedo mejorar? ¿Cómo?

✓ ¿Me nutro del Sol, del aire, de la tierra, de mi respiración?

✓ ¿Tengo empatía con la naturaleza? ¿camino por ella?

✓ En los momentos de relación con el otro ¿qué partes de mi cuerpo se liberan ¿Y en los de conflicto cuales se tensan?

✓ ¿Escucho el sonido de mi cuerpo? ¿el de mi corazón? ¿y el del hígado? ¿y mis intestinos, el bazo, los riñones? ¿cómo me relaciono con mis órganos, vísceras, tejidos, músculos, huesos? ¿los siento como propios, o me son ajenos?

✓ Si pudiera colorear mis órganos ¿de qué color los pintaría?

✓ ¿siento que me estoy transformando con la menopausia?

✓ ¿Qué aspectos se liberan en mí?

✓ ¿Cuáles son mis prioridades hoy?

✓ ¿Cuáles son mis sueños?

Las Preguntas pueden desvelar aspectos que están en lo más profundo de nuestro inconsciente, devolviéndonos a una vida consciente.

Oxigenar nuestra encarnación, es darle color, frescor, sutileza, pero también liberarnos, poner límites (saber decir que no) y simplificar nuestra vida

¡Prueben, es de valientes!

CAPÍTULO 4
LA NUTRICIÓN QUE NOS LIBERA

Alma pura, cuanto juego hay a tu alrede-
dor
Tu esencia se ofrece virgen
Tu voz risueña dibuja las probabilidades
futuras
Y tu espontaneidad las hace presentes
Alma pura, todo lo ves
Y avanzas recogiendo las incertidumbres
de aquellos otros
Emociones en cuerpo, vacíos perennes
Claridades sujetas en temblorosas ma-
nos
Acunas en cálidas nanas a los enormes
viajeros

Poderosas voces de todos los tiempos
Arropados entre tus sedas eternas, ellos
descansan
Alma, reconoces en ti que eres de otro
tiempo
Deslizas entre tus dedos el instante
En el que ellos creen amar con alas
Alma pura, sabes de tu presente
De tu vehículo sutil
De tu viaje

Elder Lavergne

La menopausia ha sido tratada como un ciclo en el que las mujeres tendemos a engordar y envejecer, pero realmente esto no es así. Es el momento idóneo para hacer que nuestro cuerpo sea más saludable y quizás como consecuencia de todo ello, sutilizarlo y rejuvenecer. En realidad, es el momento en que el envejecimiento se ralentiza, ya que desde que nacemos hasta que llegamos a la edad de la menopausia, es un camino rápido, pero después solo nos queda manifestar nuestra belleza interna y externa.

Más que nunca la llegada de este nuevo ciclo nos invita a ser conscientes de nuestro cuerpo y comenzar a alimentarnos de forma más sensata y armoniosa.

¿Qué debemos de dejar de consumir?:

Todo lo industrializado.

Hay que volver a lo natural, a la huerta agroecológica. O también, dejar atrás la cafeína y la teína.

Pero ¿por dónde empezamos? Indiscutiblemente el primer paso es beber mucha agua, por lo menos ocho vasos al día y si es ionizada, mucho mejor.

¿Qué significa ionizar el agua? Es el resultado de trasvasar el agua de nuestro vaso a otro vacío durante siete veces, así las moléculas de hidrógeno y oxígeno se separan y se asimilan mucho mejor en todo nuestro organismo, oxigenándolo doblemente. Este acto no solamente es un hecho científico, sino que además es trascendental, ya que podemos conectar con la esencia del agua, con su conciencia y enlazarla a nuestras aguas internas, haciendo del proceso también un momento de meditación. Éste es un rito ancestral que poco a poco se fue abandonando en los anales de la Historia.

Muchas culturas suelen beber agua en ayunas, es decir al despertar, antes de des-ayunar[4]. Es un modo de limpiar nuestro organismo después de toda una noche de organización interna, de salir del estado de ayuno nocturno e incorporarnos a la vida lúcida. A mí me ha dado un resultado maravilloso, incluso me reguló el movimiento de mis intestinos. Bebo durante el día de seis a ocho vasos diarios ionizados (a veces más). Hay que tener en cuenta que cada persona es un universo distinto y que, si tomamos mucho té o mate, el líquido caliente que ingerimos genera sequedad interna y, por lo tanto, un sobrecalentamiento del organismo llevándonos a necesitar más cantidad de agua ionizada o común para equilibrarlo.

Después del agua que tomamos al despertar dejaremos que pasen unos quince o veinte minutos para luego desayunar.

Una orientación para las tomas de agua sería:

1 o 2 vasos de agua al despertar / Media hora antes de la comida y la cena, tomar 2 vasos de agua /una hora y media después

---

[4] Des – ayunar significa salir del ayuno nocturno. Tengamos en cuenta que durante 6 o 10 horas el organismo no ha ingerido nada sólido ni líquido. Por ello, es tan importante ser consciente de qué es lo primero que vamos a tomar en la mañana.

de las comidas beber 1 o 2 vasos de agua y 2 o 3 vasos de agua durante el día.

Como dato importante, si beben agua cuando tienen sed es porque están comenzando a deshidratarse. ¡Y si tienen hambre a deshoras, prueben a beber varios vasos de agua porque verán como en realidad estaban con necesidad de ingerir agua y no comida!

Otro de los aportes que me ayudó mucho en esta etapa, fue el ingerir una cucharada de semillas de lino en ayunas, previamente activadas la noche anterior con un poco de agua.

El lino es una semilla muy importante con aportes maravillosos, contiene un 75% de ácidos grasos poliinsaturados, entre los que destacan los aceites Omega 3. Pero además contiene fibra, yodo, vitamina E y los fabulosos Lignanos. Éstos últimos son fundamental para la menopausia.

Numerosos estudios demuestran que los lignanos o polifenoles tiene propiedades anticancerígenas y antioxidantes ya que sus fitoquímicos ayudan a paliar el efecto negativo del exceso de estrógenos, reduciendo incluso la probabilidad de tener cáncer de mama; así como, pueden equilibrar los estrógenos si son deficientes. Las semillas de lino son la fuente más rica de este fitoquímico alquímico.

Los lignanos también se pueden consumir en semillas como linaza, calabaza, girasol, amapola y sésamo.

Los Omega 3 y 6 son fundamentales para incorporarlos, son aceites esenciales que nuestro organismo necesita. En mi caso tomo aceite de krill (microorganismos que habitan en los océanos y que constituyen el principal alimento de las ballenas) que es de donde mayor cantidad de omega natural (3 y 6) se obtiene.

La nutrición, en este ciclo de la menopausia donde nos liberamos de las memorias y comenzamos a observarnos con más detenimiento, es importantísima; sobre todo, el poder vincularnos con la alimentación desde el amor y el cuidado; desde la dedicación y la consciencia. La entrega hacia nuestro cuerpo, mente y espíritu se produce cuando conectamos con la vida que está en todo aquello que observamos. La naturaleza nos regala manjares para degustar y también para sentir, como es una brisa a media mañana, un amanecer, o simplemente sentir el contacto de la arena bajo nuestros pies. La madurez se va acercando a nuestra vida y es cuando más sabiduría adquirimos, cuando tenemos más experiencia para ofrendar y cuando estamos en comunión con quienes en verdad somos.

Una de las formas para nutrir de "vida" a nuestro organismo es incorporar la fruta de estación, como dice el proverbio "una manzana al día mantiene al médico alejado". Es mejor ingerir la fruta con el estómago vacío, ya que es ahí cuando todas sus propiedades se distribuyen correctamente por nuestro organismo, así como también degustarlas solas y crudas. Nos oxigenan y alcalinizan el cuerpo, nos limpian y hacen que podamos evacuar mucho mejor. Son fáciles de digerir y contienen los azúcares simples, monosacáridos, que el cuerpo asimila fácilmente. ¡Es el dulce que necesitamos!

Para desayunar, me preparo un reconstituyente jugo de frutas de estación al cual le sumo avena instantánea (contiene lípidos, proteínas que al combinarlas con las almendras se complementan entre sí, fósforo, azufre, entre otros) añado polen activado en miel y no pueden faltar almendras activadas también en agua durante la noche anterior (se pueden agregar nueces, también previa activación con agua). Pero este jugo ha de tener vida, chispa y alegría. La intención con la que nos preparamos nuestros alimentos es el eje de todo; en el momento de crearlo y de procesarlo es cuando más tenemos que estar presentes, teniendo una relación energética con ese momento. De esta forma, transmitimos algo que no se ve, pero se siente: espíritu a la materia. Si en cambio nos ocupamos de nosotros con desgana y pereza nos nutriremos de esa energía que nos irá desangelando con el tiempo.

La inventiva es importante porque vamos a hacer las cosas a partir de ahora con creatividad, fuerza e ilusión de cuidarnos y mimarnos más que nunca. Es hora de respetarnos y amarnos como nos merecemos.

La calidad de los alimentos que ingerimos es vital, debemos consumir productos agroecológicos, carentes de todo agroquímico y demás venenos que merman nuestra salud.

A media mañana suelo tomarme un té de salvia, de cedrón o de manzanilla, que me aportan calma. O también, té de maca que es una planta peruana con propiedades revitalizantes y un regulador hormonal.

Entre las comidas, las colaciones o aperitivos como los frutos secos o frutas siempre hay que tenerlas a mano, ya que es conveniente no estar demasiadas horas con el estómago vacío y además nos trae un aporte extraordinario de energía saludable.

Durante los almuerzos y cenas, es conveniente alimentarse con un 70% de comida cocinada (si es al vapor mejor) y un 30% cruda, como por ejemplo ensaladas. La combinación entre los alimentos es importante a tener en cuenta, pero este es tema para otro libro.

La cena es mejor que sea liviana, para que nuestro organismo, durante la noche, se encargue de realizar todas sus funciones vitales, sin necesidad de estar dedicándole tanto tiempo a digerir lo que hemos comido. Por ejemplo: la vesícula biliar trabaja de 23 a 1 de la noche, después el Hígado lo hace de 1 a 3 depurando y desintoxicando toda nuestra sangre que llevará al resto del cuerpo; posteriormente, los pulmones de 3 a 5 de la mañana, el intestino grueso de 5 a 7 y el estómago de 7 a 9 de la mañana.

Imagínate si has tenido una cena copiosa, y además hay alcohol de por medio, ¿cómo lo va a vivir nuestro organismo? ¿qué tremendo esfuerzo le estamos pidiendo? Nuestro cuerpo se encarga de eliminar las impurezas, de desintoxicarnos, y además de vivir la menopausia lo más tranquilamente posible. Asimismo, nuestros órganos nos estabilizan a nivel emocional, nos regulan el sueño y cumplen un sinfín de funciones que pasamos por alto y veremos en capítulos posteriores.

El ser humano piensa que toda la función orgánica es automática y es ahí donde perdemos el dominio y el conocimiento de nuestra salud y de todos nuestros procesos. La inconsciencia nos debilita, mientras que la consciencia genera vida y conexión con otras realidades.

La menopausia es un momento de inflexión en nuestras vidas. Nos hace ser conscientes de que podemos mejorar nuestro cuerpo y sus funciones y que además, sobrevienen sucesos maravillosos. Porque sin pretenderlo, el cuidado lleva a la sutilidad.

Yo bajé 20 kilos durante el último año y medio del proceso de la menopausia; mi piel y pulmones se oxigenaron, comencé a sentir que tenía control sobre mi salud y mi cuerpo. Durante los tres años que duró el proceso menopaúsico, no volví a resfriarme, ni a enfermarme y comencé a caminar verdaderamente sobre mis pies y no sobre la "nada".

Después del almuerzo, comencé a caminar de 2 a 3 kilómetros diarios, todos los días, con ganas o sin ellas, con lluvia o con sol; todos los días. Y esto me produjo cambios sorprendentes en mi organismo y mis emociones. Mejoró mi humor, mi capacidad de pensar y discernir; me sentía viva, plena, armonizada y oxigenada. Es fácil, pero hay que dar los primeros pasos, porque la transformación se inicia en uno mismo y nada ni nadie lo puede hacer por nosotras.

57

CAPÍTULO 5

TIPS PARA UNA ALIMENTACIÓN SANA DURANTE LA MENOPAUSIA

*Nuestros cuerpos son nuestros jardines,
nuestras voluntades son nuestros jardine-
ros.*

William Shakespeare

En nuestra cocina no puede faltar un buen aceite de oliva virgen extra de primera prensada, o como se llama en España, "el oro líquido" (un alimento que está presente en la dieta mediterránea desde hace más de 3000 años). Podemos agregarle ajo, para que macere junto con el aceite, dando como resultado un manjar líquido lleno de propiedades antibióticas y exquisito sabor. El Aceite de oliva ayuda a disminuir la arteriosclerosis, favorece la mineralización de nuestros huesos; es anticancerígena, además de ayudarnos a bajar el colesterol. El oro líquido nos ayuda a fortalecer nuestro sistema cardíaco y a disminuir el riesgo de trombosis arterial.

El ajo es uno de los milagros naturales más sofisticados, nos ayudará a evitar cualquier enfermedad ya que es el mayor exponente en propiedades medicinales.

¿Cómo prepararlo para potenciarlo al máximo? Hay que machacarlo o cortarlo y dejarlo de 10 a 15 minutos reposar, para que todas sus propiedades se manifiesten al exterior y se potencien; después se puede comer crudo, cocinado, o en jugo ¡como más les guste! El ajo previene el cáncer de mamas, de estómago, de esófago, de colon y de próstata. Es antibiótico y antibacteriano.

En esta etapa, y para quienes les resuene, sería muy propicio sustituir las carnes rojas por pescados azules de pesca en mar profundo (para quienes tengan una alimentación de proteína animal) y nutrirse mayormente de legumbres, verduras agroecológicas, ensaladas de la huerta y arroces integrales como es el yamaní. El arroz integral es un cereal exquisito que nos aporta equilibrio y desintoxica nuestro organismo, además, contiene albúmina, que es análoga a la clara del huevo y que nos ayuda frente a la retención de líquidos. Es ideal en nuestra dieta para reducir el estrés, e incluso el estreñimiento.

Es muy enriquecedor tomar calcio de fuentes naturales como son: las semillas de sésamo, amapola y verduras como el brócoli, el Kale, o frutos secos, como las almendras y las nueces.

La Quinua es una semilla milenaria, considerada como un pseudo-cereal, que data de hace más de 3.000 años del entorno del lago Titicaca. Los incas la cultivaban y no podía faltar en su dieta. Es una gran fuente de proteína vegetal, rica en hierro, fósforo, cinc y magnesio. Por lo tanto, es un generador de energía que, nos da resistencia y nos potencia el cuerpo y la mente. Para consumirla, se puede cocinar en risottos, en guisos o como un ingrediente más en las ensaladas. Lo más importante es que la laven muy bien ya que contiene saponinas, que le da el amargor que hay que quitar. Una vez enjuagada múltiples veces, cuando el agua sale limpia, ya está disponible para hervirla y agregarla a cualquier plato de tu cocina. Es perfecta para quienes deciden consumir menos carnes y además es exquisita.

Rejuvelac. - Es agua fermentada a base de probióticos (regeneran la flora intestinal), enzimas y bacterias. Contiene enormes propiedades rejuvenecedoras y terapéuticas. Alcaliniza el cuerpo, lo depura, lo purifica; es un inmunoestimulante, regulador intestinal y desodorante natural. La receta original se realiza con granos de trigo germinados, previamente remojados en agua durante 24 horas en invierno y 16 en verano. Se puede consumir directamente o mezclarlo con los jugos.

PREPARACIÓN DE REJUVELAC DE QUINUA:

- o Paso 1: Coloca los granos de quinua en un frasco de vidrio

- o Cubre los granos con agua pura.

- o Tapa la boca del frasco con la rejilla o la tela y ayuda a que quede bien sujeta fijando alrededor la goma elástica o anudando un hilo o un cordel.

- o Deja en remojo la quinua durante unas 8 horas para ablandar el grano y poner en marcha la germinación.

- o Escurre el agua pasado ese tiempo.

- o Paso 2: Deja el frasco inclinado boca abajo dos días

o Durante ese tiempo, remoja y escurre la quinua unas dos veces. Verás que de los granos saldrá un poco el brote.

o Enjuágalos una última vez y añade agua (dos veces el volumen de quinua o algo más).

o Paso 3: Deja 24 horas, para que fermente.

o Cuela el líquido y tendrás tu primera dosis de Rejuvelac.

o Cuanta más agua hayas puesto, más suave quedará. La temperatura también afecta. Con temperatura alta obtienes un Rejuvelac más fuerte. Si la temperatura es baja quizás tarde más horas en fermentar.

o Puedes repetir la operación dos veces con los mismos granos, pero reduce el tiempo de remojo a la mitad: 12 horas.

Importante: No olvides conservarlo en la nevera en una botella de vidrio.

Es una oportunidad para meditar, tener tiempo para soltar y diluir aquellas pequeñas cosas que ya no nos sirven mientras tomas un buen té de cedrón o de cola de caballo. Lo mejor es acudir a un nutricionista para equilibrar el cuerpo biológico, mientras se hace algo de deporte y se respira nueva vida. La menopausia es un buen momento para reflexionar e ir transformando la vida en lo que siempre hemos deseado.

CAPÍTULO 6
RECETA PARA UNA
MENOPAUSIA CONSCIENTE

- 8 vasos de agua mínimo al día.
- 1 cucharadita de semillas activadas en ayunas (lino, sésamo, chía)
- 1 agradecimiento por existir.
- 1 visualización al despertar de que tu conciencia baja a tu cuerpo biológico.
- 5 minutos de respiración consciente.
- 1 cucharadita de miel orgánica + polen por la mañana (si no eres diabético)

- 1 minuto de reflexión frente a un escenario conflictivo.
- 1 momento de permitirse.
- 1 muy buen aceite de oliva virgen extra de primera prensada en frío.
- De 2 a 5 Km de caminata diaria o gimnasio, o Chi Kung o Yoga/Pilates.
- 1 docena de pensamientos diferentes y positivos.
- 1 creación al día.
- 10 minutos de silencio interno.
- Al menos un 50% nutrición viva para preservar y /o aumentar nuestras enzimas (que son las que nos aportan salud), el resto cocida.
- 1 momento de sentir el sol.
- 1 instante de seguir tu intuición.
- 12 horas de no suponer.
- Hidrata tu piel con aceite natural de coco.
- Cambiar la frase "estoy cansado" por "estoy feliz", "soy feliz" o "me siento maravillosa"
- Siempre focaliza en aquello que no es tóxico.
- Respétate.

- Piensa que en cada momento tus memorias enquistadas se están liberando.
- Piensa, siente y escribe "soy perfecta"
- Reconócete.

68

CAPÍTULO 7
LOS RIÑONES Y EL COSMOS

*"No vemos las cosas como son realmente,
sino que más bien las vemos como somos
nosotros"*

Anaïs Nin

Reconocernos no es tarea fácil cuando estamos inmersos en un arquetipo social y nos devoran los pensamientos sociales que hemos adoptado como propios. Nos hemos metido tanto dentro de esa plantilla o molde que crearon otros que, a veces, nos cuesta volver a conectar con nuestra esencia primigenia, con nuestro Ser.

Ciertamente y a lo largo de todos estos años de estudio y observación, de escuchar cientos de testimonios que vienen a nuestras consultorías, de leer mil libros en blanco, libros con intenciones, libros excepcionales o muchos con grandes invenciones, he llegado a una conclusión sencilla y concreta: *las estructuras sociales que se han construido están hechas para el desequilibrio físico, mental y emocional del humano.* El objetivo de ésta nunca fue la de una organización social o la de intentar evolucionar. De hecho, lo vemos en todos los ciclos históricos, siempre hay conflicto, miedo y ésta es realmente la finalidad. Por ello, el gran mercado económico gira alrededor de las emociones, porque claramente cuando nos frustramos, o sentimos ira, miedo, o desidia, el cuerpo biológico empieza a sentir un desorden interno que nos lleva no solamente a enfermarnos, sino a tomar decisiones equivocadas. Y claramente todo esto es un gran negocio. La desconexión con nuestra fuente primordial, con nuestra esencia y divinidad ha sido orquestada durante siglos para poder crear una humanidad aislada de lo que nuestros ojos ven todas las noches, las estrellas. Y no crean que esto ha sido pensado por mentes brillantes, sino todo lo contrario. Pero nos hace falta voluntad y ganas de vivir realmente, para que de forma natural todo "se dé la vuelta"

"Y el día nos trae dimensiones, probabili-
dades, nos trae elección, mientras el "ob-
jetivo" de la cámara intenta justificar al
encuadre"

Elder Lavergne

Nuestro templo físico está hecho de la misma materia que una estrella, nace de la fusión termonuclear de los núcleos de dos átomos intrasolares, y después se transforma en vida, como por ejemplo la de nuestro cuerpo. Pero aún hay más, nuestras células también representan al triuniverso[5] (los tres universos en los que vivimos como son el universo local, el mental o creador y el universo espiritual) de esta manera vemos que el núcleo de nuestras células se relaciona con el universo en el que vivimos, llamado local; el citoplasma celular sería el universo que nos precede, el universo creador y por último, la membrana celular el universo más externo llamado espiritual.

Cada órgano, víscera, tejido está representado por una constelación o una galaxia de nuestro firmamento[6]. Por ello si prestamos atención a nuestra columna vertebral nos damos cuenta de que la médula

---

[5] Capítulo 7 La Raza 33, un Puente Sagrado, ed. Kier

[6] Descubre tu origen estelar, la piedra angular, Anael, ed. Kier – Segunda parte: las 33 puertas estelares

espinal es la encargada de transmitir los mensajes desde y hasta el cerebro; la médula es un sistema nervioso alojado en las vértebras de la columna que inervan a cada órgano. Esta información es importante para comprender, en consecuencia, que cada vértebra de nuestra columna aloja la sabiduría de la constelación o galaxia que inerva cada órgano.

Por ejemplo: Los Riñones representan a la Galaxia de Cepheus. Por lo tanto, en la décima vértebra dorsal está alojado toda la sabiduría de dicha galaxia. A esta sabiduría la llamamos código estelar que tiene su propia llave, o mantra en este caso: *ZEUS*[7].

También, se puede expresar al revés. Cada vértebra de nuestra columna tiene alojado un código estelar, una sabiduría cósmica, que inerva a determinado órgano, o víscera, o tejido y que representa a una constelación determinada.

Los función energética y biológica de los riñones es fundamental para nuestras vidas en general. Pero me voy a focalizar en

---

[7] El nombre del código se puede mantralizar y así conectar con la sabiduría del órgano. Para profundizar más Pág. 191 Descubre tu origen estelar, la piedra angular, Anael, ed. Kier

la menopausia que es el tema que nos trae hoy a esta lectura.

Con la llegada de esta etapa, las emociones entran en juego, sobre todo, cuando no comprendemos qué nos está ocurriendo. El miedo aparece y esta emoción es justamente la frecuencia que está asociada a nuestros riñones.

Si observamos detenidamente la forma que tienen los riñones, podemos decir que se parecen a un haba o a un embrión y precisamente es así porque simbolizan el nacimiento. En los riñones, como afirma la medicina tradicional china, nace el agua (fluidos del cuerpo y la esencia de la vida) y el fuego (la puerta de la vida, las glándulas adrenales)

"los riñones son la raíz de la vida"

"Los riñones producen la médula ósea"

(So Wen) [8]

Por ello también regulan los huesos. Cuando tenemos miedo se pueden llegar a

---

[8] Uno de los 2 libros del *Neijing* siglos V-III a.C. *Cuestiones básicas de Medicina Interna*

bloquear estas funciones ya que, las glándulas suprarrenales que están situadas encima de nuestros riñones son las encargadas de producir adrenalina. Cuando entramos en esa emoción, se minimizan las funciones hasta llegar incluso a anularse.

El miedo puede generar deficiencias en la capacidad sexual, producir problemas circulatorios, urinarios e incluso de audición.

Hagamos una reflexión juntos. Durante siglos, el miedo ha formado parte de nuestra familia, trabajo, proyectos e ilusiones. Se ha fomentado en todas las épocas el miedo a la soledad, a la muerte, a la pobreza, al hambre, a la guerra, a la extinción de la raza. Múltiples miedos que, si los analizamos bien, quizás no tengan ningún sentido en nuestras vidas. Hoy en día somos otros, estamos más preparados y conectados. ¿En realidad el miedo existe o es una creencia o una imposición? ¿qué ocurre cuando comprendemos? ¿sigue existiendo el miedo? ¿y cuando nos llenamos de amor?

La esencia del riñón nos dice que debemos monitorear nuestra propia energía vital. En ellos está asentada la energía prenatal con la que nacemos, que es parte fundamental para nuestra existencia. Pero como todo, depende de nosotros, de preservar lo que somos, de tener voluntad para renacer y potenciar nuestra calidad de vida. Claramente y a nivel biológico, cuando hay miedo se anula la fuerza de voluntad, entonces ¿en qué nos convertimos cuando nos olvidamos de quiénes somos? ¿quién vive, sueña, proyecta? ¿quién toma las decisiones?

[...] El hecho de escucharse y de sentirse, de hacer prevalecer el mundo interno por sobre el externo, es un enorme salto que reacomoda al ser energético del individuo. Implica saber decir "ahora no" o "después" a los demás, saber comunicar que tenemos límites y que, si se trasgreden, se resiente la salud física, emocional y mental. También, es importante el acto de activarnos, no quedarnos estancados en la energía de la pasividad: más bien hay que tener un movimiento constante y discontinuo [...] (Extracto del libro Descubre tu Origen Estelar, la piedra angular Ed.Kier, Anael).

Pablo de la Iglesia muestra diferentes tipos de drenaje y terapias depurativas para los principales órganos de nuestro cuerpo, en su libro Esclerosis Múltiple[9]. En este caso para el riñón dice así:

---

[9] Esclerosis múltiple, ed. Kier 2015

[...] Los diuréticos naturales son los encargados de estimular las funciones renales.

Algunas plantas que aumentan la diuresis son el enebro, la fumaria, la cola de caballo y la barba de choclo; la mejor forma de ingerirlas es en tisanas a razón de dos o tres tazas diarias [...]

CAPÍTULO 8
EL HÍGADO Y EL SUEÑO

Nuestras emociones durante la menopausia están a flor de piel. Por una parte y como vimos anteriormente, las memorias que habitan dentro del organismo emergen de lo más profundo de nuestro templo biológico para transmutarlas o definitivamente eliminarlas. La parte de nuestro cuerpo que se encarga de armonizar las emociones es el hígado.

Este es un órgano importantísimo, ya que además de tener cientos de funciones, nos desintoxica, almacena la sangre y garantiza el fluir de nuestra energía en todo el cuerpo. En medicina china le llaman el "general del ejército", porque es el estratega y planificador de las funciones del cuerpo al asegurar la correcta circulación de la energía vital que transcurre por él. Por todo ello, en el hígado se origina la valentía, lo resolutivo.

Orión[10] es la constelación que coliga con nuestro hígado, concretamente el Cinturón. Y no es de extrañar que en todos los tiempos, mitos e historias galácticas se le ha atribuido a Orión la energía del guerrero. Así como el riñón está coligado a una vértebra, al hígado le corresponde la quinta vértebra dorsal de nuestra columna y su llave o mantra es *MANRËS[11]*

En el hígado reside la sabiduría de la templanza, es decir, poder dar el tiempo y el espacio necesario al otro, para que se desarrolle. Este es uno de los grandes desafíos en la sociedad de hoy. No respetamos el tiempo del otro, ni el nuestro tampoco. Si observamos bien el cuerpo biológico, podemos ver que dentro residen diversos tiempos entrelazados que se complementan entre sí.

---

[10] Podrás profundizar a cerca de este código en el libro Descubre tu Origen Estelar, ed. Kier, Anael. Capítula Puerta Estelar 12 Cinturón de Orión.

[11] Más información en el libro Descubre tu Origen Estelar, ed. Kier, La puerta Estelar 12.

Por ejemplo, la sangre tiene su propio movimiento y espacio; los ojos, las células, los músculos, los órganos y vísceras, todos ellos representan tiempos disímiles pero organizados de tal manera que forman una misma entidad biológica. Este es el mayor ejemplo que tenemos para comprender que aun siendo todos diferentes, únicos y singulares, podemos respetar nuestros tiempos y que, si damos un paso más y los coordinamos, podemos llegar a una madurez como raza humana y cósmica.

En el hígado se encuentra el *Hun*[12], que es el alma etérea, que anida en el órgano. Interviene en la capacidad de planificar, proyectar la vida y descubrir el sentido de ésta. Por ello, cuando el órgano o, más concretamente, la sangre del hígado, fluye correctamente y está libre de tóxicos, nos ayudará a tomar la estrategia adecuada conectando con quienes somos y respetando nuestros tiempos internos, nuestras intuiciones y certezas.

Nuestro hígado depura las emociones, pero su emoción adosada es la ira y la frustración. Como diría Virginia Woolf *"No se puede encontrar la paz evitando la vida"*

---

[12] "Preguntas Simples" Capítulo 9: El Hígado es la residencia del Alma Etérea" Medicina China

y precisamente evitarla conlleva a frustraciones.

Acumular las memorias emocionales va en detrimento de nuestra salud física y de nuestro bienestar. Por ello, es tan importante conectar con la vida y sus principios; con la naturaleza y con el orden de las formas. Debemos alejarnos de la estructura cotidiana y volver a recuperar la verdadera visión de quienes somos. Si nos aislamos, si opacamos nuestras alternativas de vida, solo obtendremos frustración que nos llevará a la ira y a su vez a pensamientos reiterativos o incluso obsesivos que nos acarrearán una gran confusión mental y emocional, entrando en un laberinto complejo y perturbador.

Este órgano tan excepcional, está estrechamente vinculado a la actividad de nuestros ojos. De hecho, éstos dependen de nuestra nutrición y de la hidratación de la sangre del hígado para tener una función correcta.

Durante la menopausia, se nos abre la posibilidad de liberar todo lo acumulado. No hace falta saber qué, pero sí sentir que nos vamos llenando de vida, de ilusión y de esperanza; que hay un renacer en todo nuestro organismo y que es la oportunidad de purificar y transmutar años de vida.

Uno de los aspectos que nos suelen molestar o aturdir durante la menopausia, son los sofocos nocturnos, que nos desvelan y provocan falta de sueño. Y otras veces en cambio, no conciliamos el sueño de forma natural y nos cuesta retomarlo o nos despertamos muchas veces durante la noche. Esto también es una de las funciones del hígado y su alma vegetativa o alma etérea, el *Hun*. Un hígado sano nos procura dulces sueños.

Pablo de la Iglesia nos especifica en su libro "Esclerosis Múltiple" diferentes tipos de drenaje, en este caso para el hígado:

[...] El estímulo hepático puede realizarse naturalmente con tisanas o preparados a base de boldo, carqueja, cardo mariano, alcachofa o diente de león; o con el jugo de limón o el de rábano negro.

Podemos elegir cualquiera de estos recursos naturales y proceder a una cura hepática durante siete, diez, o catorce días [...]

82

CONCLUSIÓN

Como hemos visto a lo largo del libro, la menopausia es un momento para reflexionar y comenzar a tomar medidas acerca de nuestro bienestar. Además, es un punto de inflexión donde las mujeres podemos comenzar a liberarnos de emociones que ya no nos pertenecen, de comenzar a enfocar en quienes somos hoy y abrirnos hacia un nuevo umbral.

Hoy, somos mujeres emprendedoras, dueñas de nuestras vidas, autónomas y conscientes de nuestra gran labor. Nuestro género femenino nos ha otorgado ciclos bien definidos para nuestra vida: el comienzo de la menstruación, el poder generar un cuerpo en nuestro vientre sagrado que después se convertirá en una nueva vida, y la menopausia. Son momentos en los que podemos acompañarnos siendo conscientes de que el poder está en nosotras, en cada decisión que tomamos. Por ello, llegó el momento de cuidarnos desde el amor y no desde el temor; de mirarnos como conciencias sabias, y de permitirnos Ser, transformando lo que no nos gusta tanto y eliminando las memorias que ya no son necesarias para nuestro momento presente.

Con la menopausia, mi vida se transformó hacia un lugar de absoluta liberación: mi cuerpo se sutilizó (bajé considerablemente de peso al llevar una alimentación equilibrada), mis emociones se armonizaron y calmaron y mi mente siguió siendo creadora; eliminé memorias obsoletas, algunas las reconocí, otras se fueron sin sentirlas; y abracé de nuevo la vida como si volviera a nacer, me reconocí definitivamente.

En Amor, Anael.

BIOGRAFÍA ANAEL

Es escritora y compositora. Su propósito es acercarnos a otras realidades y leyes del universo para el crecimiento y reencuentro con la esencia de cada Ser.

Nació en España. Actualmente está afincada en Argentina con el propósito de difundir el conocimiento que trae de otros lugares del universo. Dice la autora:

Recuerdo… recuerdo otras dimensiones y otros reinos del cosmos, los cuales hacen que la comprensión de este entramado sea mayor y que a través de ello, pueda ayudar a otros a comprender quienes Son.

No soy contactada, no pertenezco a ninguna secta, ninguna entidad habla a través de mí. Es mucho más sencillo. Creo que

*todos tenemos una inmensa fuente de sabi-
duría y que hay que enlazar con ella. Todos somos seres que venimos del universo
y que hemos encarnado en infinidad de
mundos y de razas. Ahora hemos elegido
la humana por una razón muy puntual que
debemos ir descubriendo según avanza
nuestra vida.*

*No soy excepcional, sino un Ser natural
que preservo mi esencia. Y cada recuerdo
que reside en mí, lo traigo a este mundo,
para que otros recuerden quienes son. De
esta manera me manifiesto divulgando una
nueva filosofía que llamo "Filosofía Cósmica" a través de Origen Estelar.*

*He venido a Argentina para difundir esta
filosofía cósmica que ayudará a transitar
la transformación planetaria y humana.*

*¡Caminemos todos Juntos! Mi tarea con-
siste en llevar a los despiertos a su Origen
Estelar para la compresión de esta realidad y su propósito.*

Durante años, Anael ha profundizado
en el estudio del Sonido, su vibración como
armonizador de nuestro Campo energético,
como descodificador de registros y sin duda

como medio para conectar con nuestra conciencia y por tanto con nuestros recuerdos.

Es Coach Nutricional con enfoque en Naturopatía alimentaria acreditado por APENB, Asociación Profesional Española de Naturopatía y Bioterapia, por la Universidad por el despertar de Pablo de la Iglesia. Actualmente cursa Medicina tradicional China, con certificado de la Fundación Naturopática Argentina y la UAI (Universidad Abierta Interamericana)

Es cofundadora de Origen Estelar junto a Elder Lavergne y directora del magazín digital Universo y Realidad (universoyrealidad.com)

Es autora de los siguientes libros:

o El Cristo que habito. Caminando desde la Certeza, 2015 edición Origen Estelar

o ÜR- La Raza 33 – El Viaje – (dirigido a las familias) 2015 ed. Origen Estelar

o La Raza 33, un puente sagrado, 2016 editorial Kier

o Desencarnación, el regreso al origen Cósmico, 2017 editorial Kier.

o Descubre tu Origen estelar, la piedra angular, 2019 editorial Kier

o Mahindra, la luz de las Jerarquías, 2019 editorial Origen Estelar (Coautora con Elder Lavergne)

Es también compositora de la música de las siguientes obras (en todas las plataformas digitales):

o Código Cósmico, interpretado por Mario Gosalvez (Premio Reino Sofía)

o El Guiador AMUNA KUR

o Activación- Meditación AIkäs

o Ah¨j El Sonido de Dios

o Tejiendo el Alma

o Alas

o Sueños cósmicos

o Cosmic Ring

o Solar System

Creadora de la serie corto-documental Más que monos:

o Capítulo 1: Más que monos

https://youtu.be/Txz2Cn77FxQ

- Capítulo 2: La Voluntad

https://youtu.be/xN3DLFtoUrs

WEB'S Y REDES SOCIALES

www.origenestelar.com

www.universoyrealidad.com

www.viajerosestelares.com

infoorigenestelar@gmail.com

Facebook: Anael - Origen Estelar

Facebook: Origen Estelar

Instagram: @origenestelar y @anaelo-ficial

BIBLIOGRAFÍA

Lugones, M y Ramírez, M (2008). Apuntes históricos sobre el climaterio y la Menopausia

Análisis desde Michel Foucault referentes al cuerpo, la belleza física y el consumo

Dr. Mercola - Tome el Control de su Salud

Ensayo Importancia histórica del climaterio y la menopausia Dr.Eberlin H. Vélez y Dra. Luisa Figueredo

Coach nutricional – Pablo de la Iglesia

Revista Cuerpo y mente

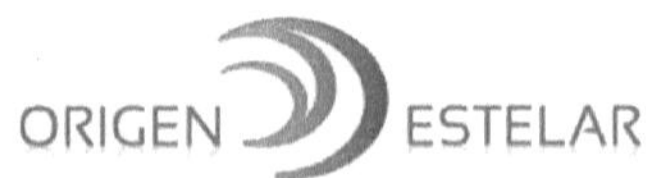

ORIGEN ESTELAR

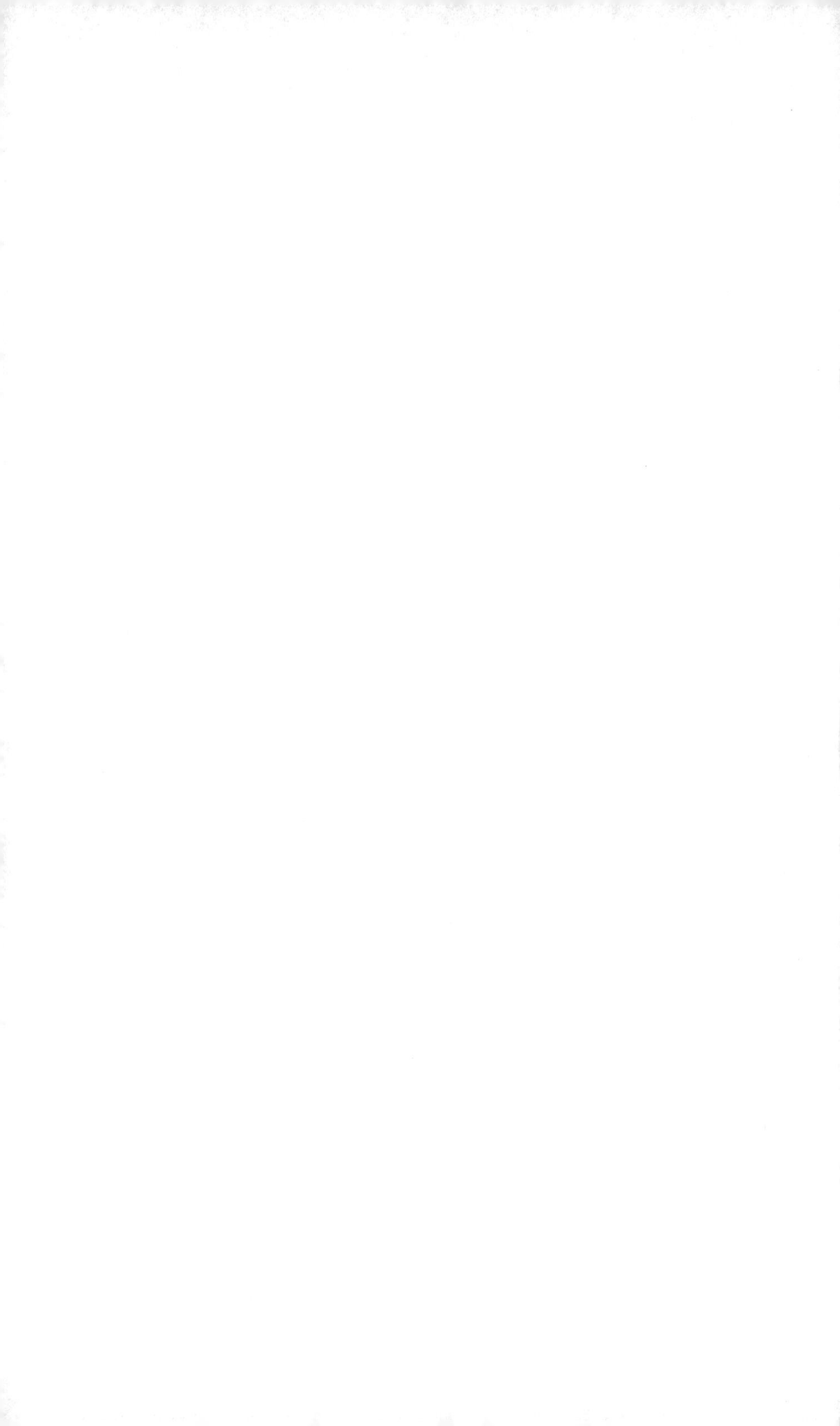

www.ingramcontent.com/pod-product-compliance
Lightning Source LLC
Chambersburg PA
CBHW051242160726
47994CB00002B/997